DIETA CETOGENICA

MUCHAS EXQUISITAS RECETAS DE CARNE PARA PERDER PESO Y SER MÁS FUERTE

JOE CLAY

Tabla de contenido

3

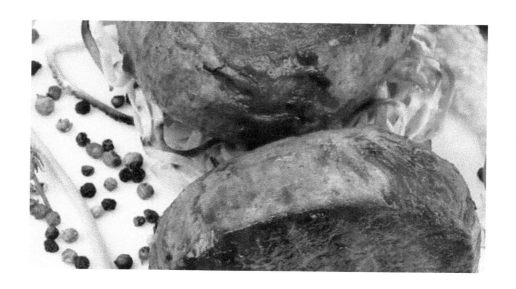

Introducción

¿Quieres hacer un cambio en tu vida? ¿Quieres convertirte en una persona más saludable que pueda disfrutar de una vida nueva y mejorada? Entonces, definitivamente estás en el lugar correcto.
Estás a punto de descubrir una dieta maravillosa y muy saludable que ha cambiado millones de vidas. Estamos hablando de la dieta cetogénica, un estilo de vida que te hipnotizará y que te convertirá en una nueva persona en poco tiempo.
Entonces, sentémonos, relajémonos y descubramos más sobre la dieta cetogénica.

Una dieta cetogénica es baja en carbohidratos. Esta es la primera y una de las cosas más importantes que debe hacer ahora. Durante una dieta de este tipo, su cuerpo produce cetonas en el hígado y estas se utilizan como energía.
Su cuerpo producirá menos insulina y glucosa y se inducirá un estado de cetosis.
La cetosis es un proceso natural que aparece cuando nuestra ingesta de alimentos es menor de lo habitual. El cuerpo pronto se adaptará a este estado y, por lo tanto, podrá perder peso en poco

tiempo, pero también estará más saludable y mejorará su rendimiento físico y mental.

Sus niveles de azúcar en sangre mejorarán y no estará predispuesto a la diabetes.

Además, la epilepsia y las enfermedades cardíacas se pueden prevenir si sigue una dieta cetogénica.

Su colesterol mejorará y se sentirá increíble en poco tiempo.

¿Como suena eso?

Una dieta cetogénica es simple y fácil de seguir siempre que siga algunas reglas simples. No necesita hacer grandes cambios, pero hay algunas cosas que debe saber.

¡Así que aquí va!

Si sigue una dieta cetogénica, puede comer:

- Verdes como espinacas, judías verdes, col rizada, bok choy, etc.
- Carnes como aves, pescado, cerdo, cordero, ternera, etc.
- Huevos
- Vegetales por encima del suelo como coliflor o brócoli, repollo napa o repollo común
- Nueces y semillas
- Queso
- Mantequilla clarificada o mantequilla
- Aguacates y todo tipo de frutos del bosque
- Edulcorantes como eritritol, splenda, stevia y otros que contienen solo unos pocos carbohidratos
- Aceite de coco
- Aceite de aguacate
- Aceite de oliva

La lista de alimentos que puede comer durante una dieta cetogénica es permisiva y rica, como puede ver por sí mismo. Por lo tanto, creemos que debería ser bastante fácil para usted comenzar con esa dieta.

Si ya ha hecho esta elección, es hora de que consulte nuestra increíble colección de recetas cetogénicas.

Descubrirás 50 de las mejores recetas de Carne Cetogénica del mundo y pronto podrás elaborar todas y cada una de estas recetas.

¡Ahora comencemos nuestro mágico viaje culinario!

Estilo de vida cetogénico... ¡aquí vamos!

¡Disfrutar!

Recetas de carne cetogénica

Sabrosa panza de cerdo asada

¡Esta panceta de cerdo asada seguro que te sorprenderá! ¡Es una receta cetogénica que debes probar!

Tiempo de preparación: 10 minutos.

Hora de cocinar: 1 hora y 30 minutos

Porciones: 6

Ingredientes:

- 2 cucharadas de stevia
- 1 cucharada de jugo de limón
- 1 cuarto de agua
- 17 onzas de manzanas, sin corazón y cortadas en gajos
- 2 libras de panceta de cerdo, ranurada
- Sal y pimienta negra al gusto
- Un chorrito de aceite de oliva

Direcciones:

1. En tu licuadora, mezcla agua con manzanas, jugo de limón y stevia y pulsa muy bien.
2. Ponga la panceta de cerdo en una bandeja de vapor y cocine al vapor durante 1 hora.

3. Transfiera la panceta de cerdo a una bandeja para hornear, frote con un chorrito de aceite, sazone con sal y pimienta y vierta la salsa de manzana por encima.

4. Introducir en el horno a 425 grados F durante 30 minutos.

5. Cortar el asado de cerdo, dividir en platos y servir con la compota de manzana encima.

¡Disfrutar!

Nutrición: calorías 456, grasa 34, fibra 4, carbohidratos 10, proteína 25

Cerdo relleno increíble

¡Prueba este plato cetogénico muy pronto!

Tiempo de preparación: 10 minutos.

Tiempo de cocción: 30 minutos.

Porciones: 4

Ingredientes:

- Ralladura de 2 limas
- Ralladura de 1 naranja
- Jugo de 1 naranja
- Jugo de 2 limones
- 4 cucharaditas de ajo picado
- ¾ taza de aceite de oliva
- 1 taza de cilantro picado
- 1 taza de menta picada
- 1 cucharadita de orégano seco
- Sal y pimienta negra al gusto
- 2 cucharaditas de comino molido
- 4 filetes de lomo de cerdo
- 2 pepinillos picados
- 4 lonchas de jamón

- 6 lonchas de queso suizo
- 2 cucharadas de mostaza

Direcciones:

1. En su procesador de alimentos, mezcle la ralladura de limón y el jugo con la ralladura y el jugo de naranja, el ajo, el aceite, el cilantro, la menta, el orégano, el comino, la sal y la pimienta y mezcle bien.
2. Sazone los bistecs con sal y pimienta, colóquelos en un tazón, agregue la marinada que ha hecho, revuelva para cubrir y déjelo a un lado por un par de horas.
3. Coloque los filetes en una superficie de trabajo, divida los pepinillos, el queso, la mostaza y el jamón, enrolle y asegure con palillos de dientes.
4. Calienta una sartén a fuego medio-alto, agrega los rollitos de cerdo, cocínalos 2 minutos por cada lado y transfiérelos a una bandeja para hornear.
5. Introducir en el horno a 350 grados F y hornear por 25 minutos.
6. Dividir en platos y servir.

¡Disfrutar!

Nutrición: calorías 270, grasa 7, fibra 2, carbohidratos 3, proteína 20

Deliciosas chuletas de cerdo

¡Estas chuletas de cerdo son todo lo que necesitas para terminar este día!

Tiempo de preparación: 10 minutos.

Tiempo de cocción: 40 minutos.

Porciones: 3

Ingredientes:

- 8 onzas de champiñones, en rodajas
- 1 cucharadita de ajo en polvo
- 1 cebolla amarilla picada
- 1 taza de mayonesa
- 3 chuletas de cerdo, deshuesadas
- 1 cucharadita de nuez moscada
- 1 cucharada de vinagre balsámico
- ½ taza de aceite de coco

Direcciones:

1. Calienta una sartén con el aceite a fuego medio, agrega los champiñones y la cebolla, revuelve y cocina por 4 minutos.

2. Agregue las chuletas de cerdo, sazone con nuez moscada y ajo en polvo y dore por ambos lados.
3. Introduzca la sartén en el horno a 350 grados F y hornee por 30 minutos.
4. Transfiera las chuletas de cerdo a los platos y manténgalas calientes.
5. Calentar la sartén a fuego medio, agregar vinagre y mayonesa sobre la mezcla de champiñones, remover bien y retirar del fuego.
6. Rocíe la salsa sobre las chuletas de cerdo y sirva.

¡Disfrutar!

Nutrición: calorías 600, grasa 10, fibra 1, carbohidratos 8, proteína 30

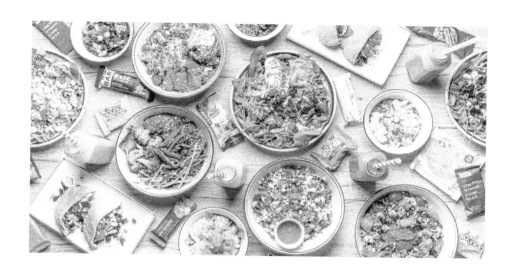

Rollos de cerdo italiano

¡Debes prestar atención y aprender a hacer este sabroso plato ceto!

Tiempo de preparación: 10 minutos.

Tiempo de cocción: 20 minutos.

Porciones: 6

Ingredientes:

- 6 lonchas de prosciutto
- 2 cucharadas de perejil picado
- 1 libra de chuletas de cerdo, en rodajas finas
- 1/3 taza de queso ricotta
- 1 cucharada de aceite de coco
- ¼ taza de cebolla amarilla picada
- 3 dientes de ajo picados
- 2 cucharadas de queso parmesano rallado
- 15 onzas de tomates enlatados, picados
- 1/3 taza de caldo de pollo
- Sal y pimienta negra al gusto
- ½ cucharadita de condimento italiano

Direcciones:

1. Utilice un machacador de carne para aplanar los trozos de cerdo.
2. Coloque las rebanadas de prosciutto encima de cada pieza, luego divida la ricota, el perejil y el parmesano.
3. Enrolle cada trozo de cerdo y asegúrelo con un palillo.
4. Calienta una sartén con el aceite a fuego medio, agrega los rollitos de cerdo, cocina hasta que se doren por ambos lados y transfiere a un plato.
5. Calienta la sartén nuevamente a fuego medio, agrega el ajo y la cebolla, revuelve y cocina por 5 minutos.
6. Agregue el caldo y cocine por 3 minutos más.
7. Deseche los palillos de los rollos de cerdo y devuélvalos a la sartén.
8. Agregue los tomates, el condimento italiano, la sal y la pimienta, revuelva, hierva, reduzca el fuego a medio-bajo, tape la sartén y cocine por 30 minutos.
9. Dividir en platos y servir.

¡Disfrutar!

Nutrición: calorías 280, grasa 17, fibra 1, carbohidratos 2, proteína 34

Cerdo al Limón y Ajo

¡Pronto aprenderás a preparar este sabroso plato cetogénico!

Tiempo de preparación: 10 minutos.

Tiempo de cocción: 30 minutos.

Porciones: 4

Ingredientes:

- 3 cucharadas de ghee
- 4 filetes de cerdo con hueso
- 1 taza de caldo de pollo
- Sal y pimienta negra al gusto
- Una pizca de pimienta de limón
- 3 cucharadas de aceite de coco
- 6 dientes de ajo picados
- 2 cucharadas de perejil picado
- 8 onzas de champiñones, picados
- 1 limón en rodajas

Direcciones:

1. Caliente una sartén con 2 cucharadas de ghee y 2 cucharadas de aceite a fuego medio alto, agregue los filetes de cerdo, sazone con sal y pimienta, cocine hasta

que estén dorados por ambos lados y transfiera a un plato.

2. Regrese la sartén a fuego medio, agregue el resto del ghee y el aceite y la mitad del caldo.

3. Revuelva bien y cocine por 1 minuto.

4. Agregue los champiñones y el ajo, revuelva y cocine por 4 minutos.

5. Agrega las rodajas de limón, el resto del caldo, la sal, la pimienta y la pimienta de limón, revuelve y cocina todo durante 5 minutos.

6. Regrese los filetes de cerdo a la sartén y cocine todo por 10 minutos más.

7. Divida los filetes y la salsa entre platos y sirva.

¡Disfrutar!

Nutrición: calorías 456, grasa 25, fibra 1, carbohidratos 6, proteína 40

Cerdo jamaicano

¡Este sencillo plato cetogénico te convertirá en una estrella en la cocina!

Tiempo de preparación: 10 minutos.

Tiempo de cocción: 45 minutos.

Porciones: 12

Ingredientes:

- 4 libras de paleta de cerdo
- 1 cucharada de aceite de coco
- ½ taza de caldo de res
- ¼ taza de mezcla de especias jerk jamaicano

Direcciones:

1. Frote la paleta de cerdo con la mezcla jamaicana y colóquela en su olla instantánea.
2. Agregue aceite a la olla y póngala en modo Saltear.
3. Agrega la paleta de cerdo y dórala por todos lados.
4. Agregue el caldo, tape la olla y cocine a temperatura alta durante 45 minutos.
5. Destape la olla, transfiera la carne de cerdo a una fuente, desmenuce y sirva.

¡Disfrutar!

Nutrición: calorías 267, grasa 20, fibra 0, carbohidratos 0, proteína 24

Asado de cerdo con arándanos

¡Este es un plato cetogénico que te impresionará!

Tiempo de preparación: 10 minutos.

Tiempo de cocción: 8 horas.

Porciones: 4

Ingredientes:

- 1 cucharada de harina de coco
- Sal y pimienta negra al gusto
- 1 libra y media de lomo de cerdo
- Una pizca de mostaza, molida
- ½ cucharadita de jengibre
- 2 cucharadas de sukrin
- 2 cucharadas de sukrin gold
- ½ taza de arándanos
- 2 dientes de ajo picados
- ½ limón en rodajas
- ¼ taza de agua

Direcciones:

1. En un bol, mezcle el jengibre con mostaza, sal, pimienta y harina y revuelva.

2. Agregue el asado, revuelva para cubrir y transfiera la carne a una olla de cocción lenta.
3. Agregue sukrin y sukrin gold, arándanos, ajo, agua y rodajas de limón.
4. Tape la olla y cocine a temperatura baja durante 8 horas.
5. Divida en platos, rocíe los jugos de la sartén encima y sirva.

¡Disfrutar!

Nutrición: calorías 430, grasa 23, fibra 2, carbohidratos 3, proteína 45

Chuletas de cerdo jugosas

¡Estos serán tan tiernos y deliciosos!

Tiempo de preparación: 10 minutos.

Tiempo de cocción: 45 minutos.

Porciones: 4

Ingredientes:

- 2 cebollas amarillas picadas
- 6 rebanadas de tocino, picadas
- ½ taza de caldo de pollo
- Sal y pimienta negra al gusto
- 4 chuletas de cerdo

Direcciones:

1. Caliente una sartén a fuego medio, agregue el tocino, revuelva, cocine hasta que esté crujiente y transfiera a un tazón.
2. Regrese la sartén a fuego medio, agregue la cebolla, un poco de sal y pimienta, revuelva, tape, cocine por 15 minutos y transfiera al mismo tazón con el tocino.
3. Regrese la sartén una vez más al fuego, aumente a medio alto, agregue las chuletas de cerdo, sazone con

sal y pimienta, dore por 3 minutos por un lado, voltee, reduzca el fuego a medio y cocine por 7 minutos más.

4. Agregue el caldo, revuelva y cocine por 2 minutos más.
5. Regrese el tocino y las cebollas a la sartén, revuelva, cocine por 1 minuto más, divida entre platos y sirva.

¡Disfrutar!

Nutrición: calorías 325, grasa 18, fibra 1, carbohidratos 6, proteína 36

Chuletas De Cerdo Sencillas Y Rápidas

¡¡Esto estará listo tan rápido !!

Tiempo de preparación: 10 minutos.

Tiempo de cocción: 15 minutos.

Porciones: 4

Ingredientes:

- 4 chuletas de lomo de cerdo medianas
- 1 cucharadita de mostaza de Dijon
- 1 cucharada de salsa Worcestershire
- 1 cucharadita de jugo de limón
- 1 cucharada de agua
- Sal y pimienta negra al gusto
- 1 cucharadita de pimienta de limón
- 1 cucharada de ghee
- 1 cucharada de cebollino picado

Direcciones:

1. En un bol, mezcle el agua con la salsa Worcestershire, la mostaza y el jugo de limón y bata bien.
2. Calienta una sartén con el ghee a fuego medio, agrega las chuletas de cerdo, sazona con sal, pimienta y

pimienta limón, cocínalas por 6 minutos, voltea y cocina por 6 minutos más.

3. Transfiera las chuletas de cerdo a una fuente y manténgalas calientes por ahora.

4. Vuelva a calentar la sartén, vierta la salsa de mostaza que ha hecho y lleve a fuego lento.

5. Vierta esto sobre la carne de cerdo, espolvoree cebolletas y sirva.

¡Disfrutar!

Nutrición: calorías 132, grasa 5, fibra 1, carbohidratos 1, proteína 18

Cerdo mediterráneo

¡Esta gran idea de cena cetogénica te hará sentir genial!

Tiempo de preparación: 10 minutos.

Tiempo de cocción: 35 minutos.

Porciones: 4

Ingredientes:

- 4 chuletas de cerdo con hueso
- Sal y pimienta negra al gusto
- 1 cucharadita de romero seco
- 3 dientes de ajo picados

Direcciones:

1. Sazone las chuletas de cerdo con sal y pimienta y colóquelas en una fuente para asar.
2. Agrega el romero y el ajo, introduce en el horno a 425 grados F y hornea por 10 minutos.
3. Reduzca el fuego a 350 grados F y ase durante 25 minutos más.
4. Cortar la carne de cerdo, dividir en platos y rociar todo el jugo de la sartén.

¡Disfrutar!

Nutrición: calorías 165, grasa 2, fibra 1, carbohidratos 2, proteína 26

Delicia de chuletas de cerdo simples

¡Esto es tan delicioso y simple de hacer en casa!

Tiempo de preparación: 10 minutos.

Tiempo de cocción: 40 minutos.

Porciones: 4

Ingredientes:

- 4 chuletas de cerdo
- 1 cucharada de orégano picado
- 2 dientes de ajo picados
- 1 cucharada de aceite de canola
- 15 onzas de tomates enlatados, picados
- 1 cucharada de pasta de tomate
- Sal y pimienta negra al gusto
- ¼ taza de jugo de tomate

Direcciones:

1. Calienta una sartén con el aceite a fuego medio alto, agrega las chuletas de cerdo, sazona con sal y pimienta, cocina por 3 minutos, voltea, cocina por 3 minutos más y transfiere a un plato.

2. Regrese la sartén a fuego medio, agregue el ajo, revuelva y cocine por 10 segundos.
3. Agregue el jugo de tomate, los tomates y la pasta de tomate, revuelva, hierva y reduzca el fuego a medio-bajo.
4. Agregue las chuletas de cerdo, revuelva, tape la sartén y cocine a fuego lento todo durante 30 minutos.
5. Transfiera las chuletas de cerdo a los platos, agregue el orégano a la sartén, revuelva y cocine por 2 minutos más.
6. Vierta esto sobre la carne de cerdo y sirva.

¡Disfrutar!

Nutrición: calorías 210, grasa 10, fibra 2, carbohidratos 6, proteína 19

Chuletas de cerdo picantes

¡Estas chuletas de cerdo picantes seguro que te impresionarán!

Tiempo de preparación: 4 horas y 10 minutos

Tiempo de cocción: 15 minutos.

Porciones: 4

Ingredientes:

- ¼ de taza de jugo de lima
- 4 chuletas de costilla de cerdo
- 1 cucharada de aceite de coco derretido
- 2 dientes de ajo picados
- 1 cucharada de chile en polvo
- 1 cucharadita de canela molida
- 2 cucharaditas de comino molido
- Sal y pimienta negra al gusto
- ½ cucharadita de salsa picante
- Mango en rodajas para servir

Direcciones:

1. En un bol, mezcle el jugo de lima con aceite, ajo, comino, canela, chile en polvo, sal, pimienta y salsa de ají y bata bien.

34

2. Agregue las chuletas de cerdo, revuelva para cubrir y déjelas a un lado en el refrigerador por 4 horas.

3. Coloque la carne de cerdo en la parrilla precalentada a fuego medio, cocine por 7 minutos, dé vuelta y cocine por 7 minutos más.

4. Dividir en platos y servir con rodajas de mango a un lado.

¡Disfrutar!

Nutrición: calorías 200, grasa 8, fibra 1, carbohidratos 3, proteína 26

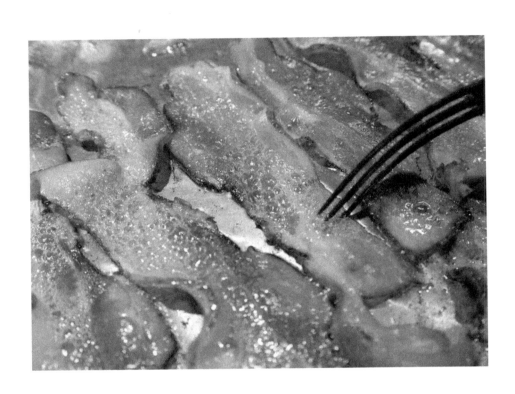

Carne tailandesa sabrosa

¡Pronto se convertirá en tu plato cetogénico favorito!

Tiempo de preparación: 10 minutos.

Tiempo de cocción: 10 minutos.

Porciones: 6

Ingredientes:

- 1 taza de caldo de res
- 4 cucharadas de mantequilla de maní
- ¼ de cucharadita de ajo en polvo
- ¼ de cucharadita de cebolla en polvo
- 1 cucharada de aminoácidos de coco
- 1 y ½ cucharadita de pimienta con limón
- 1 libra de filete de res, cortado en tiras
- Sal y pimienta negra al gusto
- 1 pimiento morrón verde picado
- 3 cebollas verdes picadas

Direcciones:

1. En un bol, mezcla la mantequilla de maní con el caldo, los aminoácidos y la pimienta de limón, revuelve bien y deja a un lado.

2. Calentar una sartén a fuego medio-alto, agregar la carne, sazonar con sal, pimienta, cebolla y ajo en polvo y cocinar por 7 minutos.
3. Agregue el pimiento verde, revuelva y cocine por 3 minutos más.
4. Agrega la salsa de maní que hiciste al principio y las cebolletas, revuelve, cocina por 1 minuto más, divide en platos y sirve.

¡Disfrutar!

Nutrición: calorías 224, grasa 15, fibra 1, carbohidratos 3, proteína 19

Las mejores empanadas de carne

¡Este será uno de los mejores platos cetogénicos que jamás probarás!

Tiempo de preparación: 10 minutos.

Tiempo de cocción: 35 minutos.

Porciones: 6

Ingredientes:

- ½ taza de pan rallado
- 1 huevo
- Sal y pimienta negra al gusto
- 1 y ½ libras de carne de res, molida
- 10 onzas de sopa de cebolla enlatada
- 1 cucharada de harina de coco
- ¼ de taza de salsa de tomate
- 3 cucharaditas de salsa Worcestershire
- ½ cucharadita de mostaza en polvo
- ¼ taza de agua

Direcciones:

1. En un bol, mezcle 1/3 taza de sopa de cebolla con carne, sal, pimienta, huevo y pan rallado y revuelva bien.

2. Calentar una sartén a fuego medio-alto, dar forma a 6 hamburguesas de la mezcla de carne, colocarlas en la sartén y dorar por ambos lados.

3. Mientras tanto, en un bol, mezcle el resto de la sopa con harina de coco, agua, mostaza en polvo, salsa Worcestershire y ketchup y revuelva bien.

4. Vierta esto sobre las empanadas de carne, tape la sartén y cocine por 20 minutos revolviendo de vez en cuando.

5. Dividir en platos y servir.

¡Disfrutar!

Nutrición: calorías 332, grasa 18, fibra 1, carbohidratos 7, proteína 25

Asado de carne increíble

¡Es tan jugoso y delicioso!

Tiempo de preparación: 10 minutos.

Hora de cocinar: 1 hora y 15 minutos

Porciones: 4

Ingredientes:

- 3 libras y media de carne asada
- 4 onzas de champiñones, en rodajas
- 12 onzas de caldo de res
- 1 onza de mezcla para sopa de cebolla
- ½ taza de aderezo italiano

Direcciones:

1. En un tazón, mezcle el caldo con la mezcla para sopa de cebolla y el aderezo italiano y revuelva.
2. Poner el asado de res en una sartén, agregar los champiñones, mezclar el caldo, cubrir con papel de aluminio, introducir en el horno a 300 grados F y hornear durante 1 hora y 15 minutos.
3. Deje que el asado se enfríe un poco, corte en rodajas y sirva con la salsa encima.

¡Disfrutar!

Nutrición: calorías 700, grasa 56, fibra 2, carbohidratos 10, proteína 70

Tazas de calabacín con carne

¡Esto se ve tan bien y tiene un sabor maravilloso!

Tiempo de preparación: 10 minutos.

Tiempo de cocción: 35 minutos.

Porciones: 4

Ingredientes:

- 2 dientes de ajo picados
- 1 cucharadita de comino, molido
- 1 cucharada de aceite de coco
- 1 libra de carne molida
- ½ taza de cebolla morada picada
- 1 cucharadita de pimentón ahumado
- Sal y pimienta negra al gusto
- 3 calabacines, cortados en mitades a lo largo y con el interior recogido
- ¼ de taza de cilantro picado
- ½ taza de queso cheddar, rallado
- 1 y ½ tazas de salsa de enchilada cetogénica
- Un poco de aguacate picado para servir
- Unas cebollas verdes picadas para servir

- Unos tomates picados para servir

Direcciones:

1. Calienta una sartén con el aceite a fuego medio alto, agrega las cebollas moradas, revuelve y cocina por 2 minutos.
2. Agregue la carne, revuelva y dore por un par de minutos.
3. Agregue pimentón, sal, pimienta, comino y ajo, revuelva y cocine por 2 minutos.
4. Coloque las mitades de calabacín en una bandeja para hornear, rellene cada una con carne, vierta la salsa de enchilada encima y espolvoree queso cheddar.
5. Hornee cubierto en el horno a 350 grados F durante 20 minutos.
6. Destape la sartén, espolvoree cilantro y hornee por 5 minutos más.
7. Espolvoree aguacate, cebollas verdes y tomates encima, divida en platos y sirva.

¡Disfrutar!

Nutrición: calorías 222, grasa 10, fibra 2, carbohidratos 8, proteína 21

Cazuela de albóndigas de ternera

¡Esto es tan especial y, por supuesto, es 100% ceto!

Tiempo de preparación: 10 minutos.

Tiempo de cocción: 50 minutos.

Porciones: 8

Ingredientes:

- 1/3 taza de harina de almendras
- 2 huevos
- 1 libra de salchicha de res, picada
- 1 libra de carne molida
- Sal y pimienta negra al gusto
- 1 cucharada de perejil seco
- ¼ de cucharadita de hojuelas de pimiento rojo
- ¼ taza de queso parmesano rallado
- ¼ de cucharadita de cebolla en polvo
- ½ cucharadita de ajo en polvo
- ¼ de cucharadita de orégano seco
- 1 taza de queso ricotta
- 2 tazas de salsa keto marinara
- 1 y ½ tazas de queso mozzarella, rallado

Direcciones:

1. En un bol, mezcle la salchicha con la carne de res, sal, pimienta, harina de almendras, perejil, hojuelas de pimienta, cebolla en polvo, ajo en polvo, orégano, parmesano y huevos y revuelva bien.

2. Forme las albóndigas, colóquelas en una bandeja para hornear forrada, introdúzcalas en el horno a 375 grados F y hornee por 15 minutos.

3. Saca las albóndigas del horno, transfiérelas a una fuente para horno y cúbrelas con la mitad de la salsa marinara.

4. Agregue el queso ricotta por todas partes, luego vierta el resto de la salsa marinara.

5. Espolvoree la mozzarella por todas partes, introduzca el plato en el horno a 375 grados F y hornee por 30 minutos.

6. Deje que la cazuela de albóndigas se enfríe un poco antes de cortarla y servirla.

¡Disfrutar!

Nutrición: calorías 456, grasa 35, fibra 3, carbohidratos 4, proteína 32

Calabaza Rellena De Res Y Tomate

¡Siempre es sorprendente descubrir platos nuevos e interesantes!

¡Este es uno de ellos!

Tiempo de preparación: 10 minutos.

Tiempo de cocción: 1 hora.

Porciones: 2

Ingredientes:

- 2 libras de calabaza espagueti, picada con un tenedor
- Sal y pimienta negra al gusto
- 3 dientes de ajo picados
- 1 cebolla amarilla picada
- 1 hongo portobello, en rodajas
- 28 onzas de tomates enlatados, picados
- 1 cucharadita de orégano seco
- ¼ de cucharadita de pimienta de cayena
- ½ cucharadita de tomillo seco
- 1 libra de carne molida
- 1 pimiento morrón verde picado

Direcciones:

1. Coloque la calabaza espagueti en una bandeja para hornear forrada, introdúzcala en el horno a 400 grados F y hornee por 40 minutos.
2. Cortar por la mitad, dejar enfriar, quitar las semillas y dejar a un lado.
3. Caliente una sartén a fuego medio alto, agregue la carne, el ajo, la cebolla y los champiñones, revuelva y cocine hasta que la carne se dore.
4. Agregue sal, pimienta, tomillo, orégano, cayena, tomates y pimiento verde, revuelva y cocine por 10 minutos.
5. Rellene las mitades de calabaza con esta mezcla de carne, introduzca en el horno a 400 grados F y hornee por 10 minutos.
6. Dividir en 2 platos y servir.

¡Disfrutar!

Nutrición: calorías 260, grasa 7, fibra 2, carbohidratos 4, proteína 10

Chile de carne sabroso

¡Este chili de ternera es tan delicioso! ¡Tienes que probar esto muy pronto!

Tiempo de preparación: 10 minutos.

Tiempo de cocción: 8 horas.

Porciones: 4

Ingredientes:

- 1 cebolla morada picada
- 2 libras y media de carne molida
- 15 onzas de tomates enlatados y chiles verdes, picados
- 6 onzas de pasta de tomate
- ½ taza de jalapeños en escabeche, picados
- 4 cucharadas de ajo picado
- 3 costillas de apio picadas
- 2 cucharadas de aminoácidos de coco
- 4 cucharadas de chile en polvo
- Sal y pimienta negra al gusto
- Una pizca de pimienta de cayena
- 2 cucharadas de comino molido
- 1 cucharadita de cebolla en polvo

- 1 cucharadita de ajo en polvo
- 1 hoja de laurel
- 1 cucharadita de orégano seco

Direcciones:

1. Calentar una sartén a fuego medio alto, agregar la mitad de la cebolla, la carne, la mitad del ajo, sal y pimienta, revolver y cocinar hasta que la carne se dore.

2. Transfiera esto a su olla de cocción lenta, agregue el resto de la cebolla y el ajo, pero también, jalapeños, apio, tomates y chiles, pasta de tomate, tomates enlatados, aminoácidos de coco, chile en polvo, sal, pimienta, comino, ajo en polvo, cebolla en polvo , el orégano y la hoja de laurel, revuelva, cubra y cocine a temperatura baja durante 8 horas.

3. Dividir en tazones y servir.

¡Disfrutar!

Nutrición: calorías 137, grasa 6, fibra 2, carbohidratos 5, proteína 17

Pastel De Carne De Res Glaseado

¡Esto garantizará su éxito!

Tiempo de preparación: 10 minutos.

Hora de cocinar: 1 hora y 10 minutos

Porciones: 6

Ingredientes:

- 1 taza de champiñones blancos picados
- 3 libras de carne molida
- 2 cucharadas de perejil picado
- 2 dientes de ajo picados
- ½ taza de cebolla amarilla picada
- ¼ taza de pimiento rojo picado
- ½ taza de harina de almendras
- 1/3 taza de parmesano rallado
- 3 huevos
- Sal y pimienta negra al gusto
- 1 cucharadita de vinagre balsámico
- *Para el glaseado:*
- 1 cucharada de viraje
- 2 cucharadas de salsa de tomate sin azúcar

- 2 tazas de vinagre balsámico

Direcciones:

1. En un bol, mezcla la carne de res con sal, pimienta, champiñones, ajo, cebolla, pimiento morrón, perejil, harina de almendras, parmesano, 1 cucharadita de vinagre, sal, pimienta y huevos y revuelve muy bien.

2. Transfiera esto a un molde para pan y hornee en el horno a 375 grados F durante 30 minutos.

3. Mientras tanto, calienta una sartén pequeña a fuego medio, agrega el ketchup, vira y 2 tazas de vinagre, revuelve bien y cocina por 20 minutos.

4. Sacar el pastel de carne del horno, extender el glaseado, introducir en el horno a la misma temperatura y hornear por 20 minutos más.

5. Dejar enfriar el pastel de carne, cortarlo en rodajas y servirlo.

¡Disfrutar!

Nutrición: calorías 264, grasa 14, fibra 3, carbohidratos 5, proteína 24

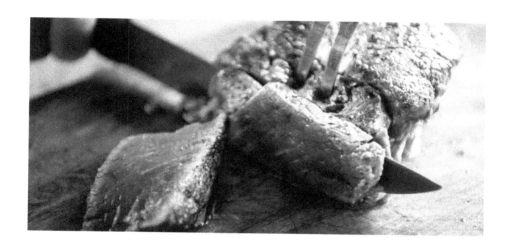

Deliciosa carne de res y tzatziki

¡Debes asegurarte de que haya suficiente para todos!

Tiempo de preparación: 10 minutos.

Tiempo de cocción: 15 minutos.

Porciones: 6

Ingredientes:

- ¼ taza de leche de almendras
- 17 onzas de carne de res, molida
- 1 cebolla amarilla rallada
- 5 rebanadas de pan, rasgadas
- 1 huevo batido
- ¼ taza de perejil picado
- Sal y pimienta negra al gusto
- 2 dientes de ajo picados
- ¼ taza de menta picada
- 2 y ½ cucharaditas de orégano seco
- ¼ taza de aceite de oliva
- 7 onzas de tomates cherry, cortados en mitades
- 1 pepino, en rodajas finas
- 1 taza de espinacas tiernas

- 1 y ½ cucharada de jugo de limón
- 7 onzas de tzatziki en frasco

Direcciones:

1. Poner el pan en un bol, agregar la leche y dejar reposar por 3 minutos.
2. Exprimir el pan, picarlo y ponerlo en un bol.
3. Agregue la carne, el huevo, la sal, la pimienta, el orégano, la menta, el perejil, el ajo y la cebolla y revuelva bien.
4. Forme bolas con esta mezcla y colóquelas en una superficie de trabajo.
5. Calienta una sartén con la mitad del aceite a fuego medio alto, agrega las albóndigas, cocínalas por 8 minutos volteándolas de vez en cuando y transfiérelas todas a una bandeja.
6. En una ensaladera, mezcle las espinacas con el pepino y el tomate.
7. Agrega las albóndigas, el resto del aceite, un poco de sal, pimienta y jugo de limón.
8. También agregue tzatziki, mezcle para cubrir y sirva.

¡Disfrutar!

Nutrición: calorías 200, grasa 4, fibra 1, carbohidratos 3, proteína 7

Albóndigas Y Salsa Sabrosa De Hongos

¡Una comida amigable puede convertirse en un festín con este plato ceto!

Tiempo de preparación: 10 minutos.

Tiempo de cocción: 25 minutos.

Porciones: 6

Ingredientes:

- 2 libras de carne molida
- Sal y pimienta negra al gusto
- ½ cucharadita de ajo en polvo
- 1 cucharada de aminoácidos de coco
- ¼ taza de caldo de res
- ¾ taza de harina de almendras
- 1 cucharada de perejil picado
- 1 cucharada de hojuelas de cebolla

Para la salsa:

- 1 taza de cebolla amarilla picada
- 2 tazas de champiñones, en rodajas
- 2 cucharadas de grasa de tocino
- 2 cucharadas de ghee

- ½ cucharadita de aminoácidos de coco
- ¼ taza de crema agria
- ½ taza de caldo de res
- Sal y pimienta negra al gusto

Direcciones:

1. En un bol mezclar la carne de res con sal, pimienta, ajo en polvo, 1 cucharada de aminos de coco, ¼ taza de caldo de res, harina de almendras, perejil y hojuelas de cebolla, revolver bien, formar 6 hamburguesas, colocarlas en una bandeja para hornear, introducir en el horno. a 375 grados F y hornee por 18 minutos.
2. Mientras tanto, calienta una sartén con el ghee y la grasa de tocino a fuego medio, agrega los champiñones, revuelve y cocina por 4 minutos.
3. Agregue las cebollas, revuelva y cocine por 4 minutos más.
4. Agregue ½ cucharadita de aminoácidos de coco, crema agria y ½ taza de caldo de res, revuelva bien y cocine a fuego lento.
5. Retire del fuego, agregue sal y pimienta y revuelva bien.
6. Divida las empanadas de carne entre platos y sírvalas con salsa de champiñones encima.

¡Disfrutar!

Nutrición: calorías 435, grasa 23, fibra 4, carbohidratos 6, proteína 32

Sopa De Carne Y Chucrut

¡Esta sopa de carne y chucrut es tan sabrosa!

Tiempo de preparación: 10 minutos.

Hora de cocinar: 1 hora y 20 minutos

Porciones: 8

Ingredientes:

- 3 cucharaditas de aceite de oliva
- 1 libra de carne molida
- 14 onzas de caldo de res
- 2 tazas de caldo de pollo
- 14 onzas de tomates enlatados y jugo
- 1 cucharada de stevia
- 14 onzas de chucrut, picado
- 1 cucharada de salsa Worcestershire sin gluten
- 4 hojas de laurel
- Sal y pimienta negra al gusto
- 3 cucharadas de perejil picado
- 1 cebolla picada
- 1 cucharadita de salvia seca
- 1 cucharada de ajo picado

- 2 tazas de agua

Direcciones:

1. Calentar una sartén con 1 cucharadita de aceite a fuego medio, agregar la carne, revolver y dorar por 10 minutos.

2. Mientras tanto, en una olla, mezcle el caldo de pollo y carne con chucrut, stevia, tomates enlatados, salsa inglesa, perejil, salvia y hojas de laurel, revuelva y cocine a fuego lento a fuego medio.

3. Agregue la carne a la sopa, revuelva y continúe cocinando a fuego lento.

4. Calienta la misma sartén con el resto del aceite a fuego medio, agrega la cebolla, revuelve y cocina por 2 minutos, agrega el ajo, revuelve, cocina por 1 minuto más y agrega esto a la sopa.

5. Reduzca el fuego a sopa y cocine a fuego lento durante 1 hora.

6. Agregue sal, pimienta y agua, revuelva y cocine por 15 minutos más.

7. Dividir en tazones y servir.

¡Disfrutar!

Nutrición: calorías 250, grasa 5, fibra 1, carbohidratos 3, proteína 12

Cazuela De Carne Molida

¡Una comida amigable e informal requiere un plato cetogénico!

Tiempo de preparación: 10 minutos.

Tiempo de cocción: 35 minutos.

Porciones: 6

Ingredientes:

- 2 cucharaditas de hojuelas de cebolla
- 1 cucharada de salsa Worcestershire sin gluten
- 2 libras de carne molida
- 2 dientes de ajo picados
- Sal y pimienta negra al gusto
- 1 taza de queso mozzarella, rallado
- 2 tazas de queso cheddar, rallado
- 1 taza de aderezo ruso
- 2 cucharadas de semillas de sésamo tostadas
- 20 rodajas de pepinillo al eneldo
- 1 cabeza de lechuga romana, cortada

Direcciones:

1. Calentar una sartén a fuego medio, agregar la carne de res, la cebolla en hojuelas, la salsa inglesa, la sal, la pimienta y el ajo, revolver y cocinar por 5 minutos.

2. Transfiera esto a una fuente para hornear, agregue 1 taza de queso cheddar encima y también la mozzarella y la mitad del aderezo ruso.

3. Revuelva y esparza uniformemente.

4. Colocar encima las rodajas de pepinillo, espolvorear el resto del queso cheddar y las semillas de sésamo, introducir en el horno a 350 grados F y hornear durante 20 minutos.

5. Encienda el horno para asar y ase la cazuela por 5 minutos más.

6. Divida la lechuga en platos, cubra con una cazuela de ternera y el resto del aderezo ruso.

¡Disfrutar!

Nutrición: calorías 554, grasa 51, fibra 3, carbohidratos 5, proteína 45

Deliciosos zoodles y ternera

¡Solo toma unos minutos hacer esta receta cetogénica especial!

Tiempo de preparación: 10 minutos.

Tiempo de cocción: 20 minutos.

Porciones: 5

Ingredientes:

- 1 libra de carne molida
- 1 cebolla amarilla picada
- 2 dientes de ajo picados
- 14 onzas de tomates enlatados, picados
- 1 cucharada de romero seco
- 1 cucharada de salvia seca
- 1 cucharada de orégano seco
- 1 cucharada de albahaca seca
- 1 cucharada de mejorana seca
- Sal y pimienta negra al gusto
- 2 calabacines, cortados con espiral

Direcciones:

1. Calentar una sartén a fuego medio, agregar el ajo y la cebolla, revolver y dorar por un par de minutos.

2. Agregue la carne, revuelva y cocine por 6 minutos más.

3. Agregue los tomates, la sal, la pimienta, el romero, la salvia, el orégano, la mejorana y la albahaca, revuelva y cocine a fuego lento durante 15 minutos.

4. Divida los zoodles en tazones, agregue la mezcla de carne y sirva.

¡Disfrutar!

Nutrición: calorías 320, grasa 13, fibra 4, carbohidratos 12, proteína 40

Empanadas de carne de Jamaica

¡Esto es realmente sabroso! ¡Debes hacerlo para tu familia esta noche!

Tiempo de preparación: 10 minutos.

Tiempo de cocción: 35 minutos.

Porciones: 12

Ingredientes:

- 3 dientes de ajo picados
- 1/2 libra de carne molida
- ½ libra de cerdo, molida
- ½ taza de agua
- 1 cebolla pequeña picada
- 2 chiles habaneros, picados
- 1 cucharadita de curry jamaicano en polvo
- 1 cucharadita de tomillo seco
- 2 cucharaditas de cilantro molido
- ½ cucharadita de pimienta gorda
- 2 cucharaditas de comino molido
- ½ cucharadita de cúrcuma
- Una pizca de clavo molido

- Sal y pimienta negra al gusto
- 1 cucharadita de ajo en polvo
- ¼ de cucharadita de polvo de stevia
- 2 cucharadas de ghee

Para la corteza:

- 4 cucharadas de ghee, derretido
- 6 onzas de queso crema
- Una pizca de sal
- 1 cucharadita de cúrcuma
- ¼ de cucharadita de stevia
- ½ cucharadita de levadura en polvo
- 1 y ½ tazas de harina de lino
- 2 cucharadas de agua
- ½ taza de harina de coco

Direcciones:

1. En su licuadora, mezcle la cebolla con los habaneros, el ajo y ½ taza de agua.

2. Calienta una sartén a fuego medio, agrega la carne de cerdo y de res, revuelve y cocina por 3 minutos.

3. Agregue la mezcla de cebollas, revuelva y cocine por 2 minutos más.

4. Agregue ajo, cebolla, curry en polvo, ½ cucharadita de cúrcuma, tomillo, cilantro, comino, pimienta de Jamaica, clavo de olor, sal, pimienta, stevia en polvo y ajo en polvo, revuelva bien y cocine por 3 minutos.

5. Agregue 2 cucharadas de ghee, revuelva hasta que se derrita y retírelo del fuego.

6. Mientras tanto, en un tazón, mezcle 1 cucharadita de cúrcuma, con ¼ de cucharadita de stevia, polvo de hornear, harina de lino y harina de coco y revuelva.

7. En un recipiente aparte, mezcle 4 cucharadas de ghee con 2 cucharadas de agua y queso crema y revuelva.

8. Combinar las 2 mezclas y mezclar hasta obtener una masa.

9. Forme 12 bolas de esta mezcla, colóquelas en un papel pergamino y enrolle cada una en un círculo.

10. Divida la mezcla de carne de res y cerdo en la mitad de los círculos de masa, cubra con las otras mitades, selle

los bordes y colóquelos en una bandeja para hornear forrada.

11. Hornee sus pasteles en el horno a 350 grados F durante 25 minutos.

12. Sírvelos calientes.

¡Disfrutar!

Nutrición: calorías 267, grasa 23, fibra 1, carbohidratos 3, proteína 12

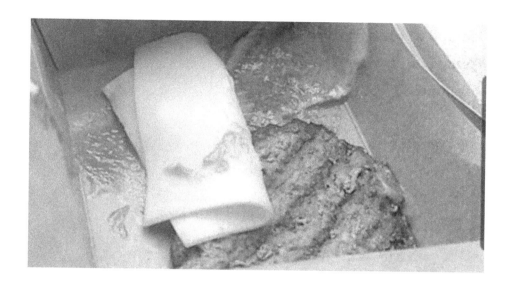

Increíble gulash

¡Esta es una comida cetogénica reconfortante! ¡Pruébelo pronto!

Tiempo de preparación: 10 minutos.

Tiempo de cocción: 20 minutos.

Porciones: 5

Ingredientes:

- 2 onzas de pimiento morrón, picado
- 1 y ½ libras de carne de res, molida
- Sal y pimienta negra al gusto
- 2 tazas de floretes de coliflor
- ¼ de taza de cebolla picada
- 14 onzas de tomates enlatados y su jugo
- ¼ de cucharadita de ajo en polvo
- 1 cucharada de pasta de tomate
- 14 onzas de agua

Direcciones:

1. Calentar una sartén a fuego medio, agregar la carne, revolver y dorar por 5 minutos.
2. Agregue la cebolla y el pimiento, revuelva y cocine por 4 minutos más.

3. Agregue la coliflor, los tomates y su jugo y el agua, revuelva, cocine a fuego lento, tape la sartén y cocine por 5 minutos.

4. Agrega la pasta de tomate, el ajo en polvo, la sal y la pimienta, revuelve, retira del fuego, divide en tazones y sirve.

¡Disfrutar!

Nutrición: calorías 275, grasa 7, fibra 2, carbohidratos 4, proteína 10

Cazuela De Ternera Y Berenjena

¡Estos ingredientes van perfectamente juntos!

Tiempo de preparación: 30 minutos.

Tiempo de cocción: 4 horas.

Porciones: 12

Ingredientes:

- 1 cucharada de aceite de oliva
- 2 libras de carne molida
- 2 tazas de berenjena picada
- Sal y pimienta negra al gusto
- 2 cucharaditas de mostaza
- 2 cucharaditas de salsa Worcestershire sin gluten
- 28 onzas de tomates enlatados, picados
- 2 tazas de mozzarella rallada
- 16 onzas de salsa de tomate
- 2 cucharadas de perejil picado
- 1 cucharadita de orégano seco

Direcciones:

1. Sazona los trozos de berenjena con sal y pimienta, déjalos a un lado por 30 minutos, exprime un poco el

agua, ponlos en un bol, agrega el aceite de oliva y revuélvelos para cubrir.

2. En otro tazón, mezcle la carne con sal, pimienta, mostaza y salsa Worcestershire y revuelva bien.
3. Presiónelos en el fondo de una olla de barro.
4. Agrega la berenjena y esparce.
5. También agregue tomates, salsa de tomate, perejil, orégano y mozzarella.
6. Tape Crockpot y cocine a temperatura baja durante 4 horas.
7. Divida la cazuela entre platos y sirva caliente.

¡Disfrutar!

Nutrición: calorías 200, grasa 12, fibra 2, carbohidratos 6, proteína 15

Chuletas De Cordero Estofadas

¡Es un plato cetogénico perfecto!

Tiempo de preparación: 10 minutos.

Hora de cocinar: 2 horas y 20 minutos

Porciones: 4

Ingredientes:

- 8 chuletas de cordero
- 1 cucharadita de ajo en polvo
- Sal y pimienta negra al gusto
- 2 cucharaditas de menta triturada
- Un chorrito de aceite de oliva
- 1 chalota picada
- 1 taza de vino blanco
- Jugo de ½ limón
- 1 hoja de laurel
- 2 tazas de caldo de res
- Un poco de perejil picado para servir

Para la salsa:

- 2 tazas de arándanos
- ½ cucharadita de romero picado
- ½ taza de desvío
- 1 cucharadita de menta seca

- Jugo de ½ limón
- 1 cucharadita de jengibre rallado
- 1 taza de agua
- 1 cucharadita de pasta harissa

Direcciones:

1. En un bol, mezcle las chuletas de cordero con sal, pimienta, 1 cucharadita de ajo en polvo y 2 cucharaditas de menta y frote bien.

2. Calentar una sartén con un chorrito de aceite a fuego medio alto, agregar las chuletas de cordero, dorarlas por todos lados y transferir a un plato.

3. Calienta la misma sartén nuevamente a fuego medio alto, agrega las chalotas, revuelve y cocina por 1 minuto.

4. Agregue el vino y la hoja de laurel, revuelva y cocine por 4 minutos.

5. Agregue 2 tazas de caldo de res, perejil y jugo de ½ limón, revuelva y cocine a fuego lento durante 5 minutos.

6. Regrese el cordero, revuelva y cocine por 10 minutos.

7. Tape la sartén e introdúzcala en el horno a 350 grados F durante 2 horas.

8. Mientras tanto, caliente una sartén a fuego medio-alto, agregue los arándanos, el viro, el romero, 1 cucharadita de menta, el jugo de ½ limón, el jengibre, el agua y la

pasta harissa, revuelva, deje hervir a fuego lento durante 15 minutos.

9. Sacar las chuletas de cordero del horno, repartirlas en platos, rociarlas con salsa de arándanos y servir.

Nutrición: calorías 450, grasa 34, fibra 2, carbohidratos 6, proteína 26

Ensalada de cordero increíble

¡Es una ensalada con sabor que debes probar en verano!

Tiempo de preparación: 10 minutos.

Tiempo de cocción: 35 minutos.

Porciones: 4

Ingredientes:

- 1 cucharada de aceite de oliva
- 3 libras de pierna de cordero, descartada y en mariposa
- Sal y pimienta negra al gusto
- 1 cucharadita de comino, molido
- Una pizca de tomillo seco
- 2 dientes de ajo picados

Para la ensalada:

- 4 onzas de queso feta, desmenuzado
- ½ taza de nueces
- 2 tazas de espinaca
- 1 y ½ cucharada de jugo de limón
- ¼ taza de aceite de oliva
- 1 taza de menta picada

Direcciones:

1. Frote el cordero con sal, pimienta, 1 cucharada de aceite, tomillo, comino y ajo picado, colóquelo en la parrilla precalentada a fuego medio alto y cocine por 40 minutos, volteando una vez.

2. Mientras tanto, extienda las nueces en una bandeja para hornear forrada, introdúzcalas en el horno a 350 grados F y tueste durante 10 minutos.

3. Transfiera el cordero a la parrilla a una tabla de cortar, deje enfriar y corte en rodajas.

4. En una ensaladera, mezcle las espinacas con 1 taza de menta, queso feta, ¼ de taza de aceite de oliva, jugo de limón, nueces tostadas, sal y pimienta y revuelva para cubrir.

5. Agregue las rodajas de cordero encima y sirva.

¡Disfrutar!

Nutrición: calorías 334, grasa 33, fibra 3, carbohidratos 5, proteína 7

Cordero marroquí

¡Prueba este plato cetogénico marroquí tan pronto como puedas!

Tiempo de preparación: 10 minutos.

Tiempo de cocción: 15 minutos.

Porciones: 4

Ingredientes:

- 2 cucharaditas de pimentón
- 2 dientes de ajo picados
- 2 cucharaditas de orégano seco
- 2 cucharadas de zumaque
- 12 chuletas de cordero
- ¼ taza de aceite de oliva
- 2 cucharadas de agua
- 2 cucharaditas de comino molido
- 4 zanahorias en rodajas
- ¼ taza de perejil picado
- 2 cucharaditas de harissa
- 1 cucharada de vinagre de vino tinto
- Sal y pimienta negra al gusto

- 2 cucharadas de aceitunas negras, sin hueso y en rodajas
- 6 rábanos, en rodajas finas

Direcciones:

1. En un bol, mezcle las chuletas con pimentón, ajo, orégano, zumaque, sal, pimienta, la mitad del aceite y el agua y frote bien.
2. Poner las zanahorias en una olla, agregar agua hasta cubrir, llevar a ebullición a fuego medio alto, cocinar por 2 minutos escurrir y poner en una ensaladera.
3. Agrega aceitunas y rábanos sobre zanahorias.
4. En otro bol, mezcla la harissa con el resto del aceite, el perejil, el comino, el vinagre y un chorrito de agua y revuelve bien.
5. Agregue esto a la mezcla de zanahorias, sazone con sal y pimienta y revuelva para cubrir.
6. Calentar una parrilla de cocina a fuego medio alto, agregar las chuletas de cordero, asarlas durante 3 minutos por cada lado y dividirlas entre platos.
7. Agregue la ensalada de zanahorias a un lado y sirva.

¡Disfrutar!

Nutrición: calorías 245, grasa 32, fibra 6, carbohidratos 4, proteína 34

Deliciosa Salsa De Cordero Y Mostaza

¡Es tan rico y sabroso y está listo en solo media hora!

Tiempo de preparación: 10 minutos.

Tiempo de cocción: 20 minutos.

Porciones: 4

Ingredientes:

- 2 cucharadas de aceite de oliva
- 1 cucharada de romero fresco picado
- 2 dientes de ajo picados
- 1 libra y media de chuletas de cordero
- Sal y pimienta negra al gusto
- 1 cucharada de chalota picada
- 2/3 taza de crema espesa
- ½ taza de caldo de res
- 1 cucharada de mostaza
- 2 cucharaditas de salsa Worcestershire sin gluten
- 2 cucharaditas de jugo de limón
- 1 cucharadita de eritritol
- 2 cucharadas de ghee
- Un manantial de romero

- Un manantial de tomillo

Direcciones:
1. En un bol mezclar 1 cucharada de aceite con ajo, sal, pimienta y romero y batir bien.
2. Agregue las chuletas de cordero, revuelva para cubrir y deje reposar por unos minutos.
3. Calienta una sartén con el resto del aceite a fuego medio alto, agrega las chuletas de cordero, baja el fuego a medio, cocínalas por 7 minutos, voltéalas, cocínalas por 7 minutos más, transfiere a un plato y mantenlas calientes.
4. Regrese la sartén a fuego medio, agregue los chalotes, revuelva y cocine por 3 minutos.
5. Agregue el caldo, revuelva y cocine por 1 minuto.
6. Agrega la salsa Worcestershire, la mostaza, el eritritol, la nata, el romero y el tomillo, revuelve y cocina por 8 minutos.
7. Agrega el jugo de limón, la sal, la pimienta y el ghee, desecha el romero y el tomillo, revuelve bien y retira el fuego.
8. Repartir las chuletas de cordero en platos, rociarlas con la salsa y servir.

¡Disfrutar!

Nutrición: calorías 435, grasa 30, fibra 4, carbohidratos 5, proteína 32

Curry de cordero sabroso

¡Este cordero al curry seguro que te sorprenderá!

Tiempo de preparación: 10 minutos.

Tiempo de cocción: 4 horas.

Porciones: 6

Ingredientes:

- 2 cucharadas de jengibre rallado
- 2 dientes de ajo picados
- 2 cucharaditas de cardamomo
- 1 cebolla morada picada
- 6 dientes
- 1 libra de carne de cordero, en cubos
- 2 cucharaditas de comino en polvo
- 1 cucharadita de garama masala
- ½ cucharadita de chile en polvo
- 1 cucharadita de cúrcuma
- 2 cucharaditas de cilantro molido
- 1 libra de espinacas
- 14 onzas de tomates enlatados, picados

Direcciones:

1. En su olla de cocción lenta, mezcle el cordero con espinacas, tomates, jengibre, ajo, cebolla, cardamomo, clavo, comino, garam masala, chile, cúrcuma y cilantro, revuelva, cubra y cocine a temperatura alta durante 4 horas.

2. Destape la olla de cocción lenta, revuelva el chile, divídalo en tazones y sirva.

¡Disfrutar!

Nutrición: calorías 160, grasa 6, fibra 3, carbohidratos 7, proteína 20

Estofado de cordero sabroso

¡No se moleste en buscar una idea para una cena cetogénica! ¡Este es el perfecto!

Tiempo de preparación: 10 minutos.

Tiempo de cocción: 3 horas.

Porciones: 4

Ingredientes:

- 1 cebolla amarilla picada
- 3 zanahorias picadas
- 2 libras de cordero, en cubos
- 1 tomate picado
- 1 diente de ajo picado
- 2 cucharadas de ghee
- 1 taza de caldo de res
- 1 taza de vino blanco
- Sal y pimienta negra al gusto
- 2 manantiales de romero
- 1 cucharadita de tomillo picado

Direcciones:

1. Calentar un horno holandés a fuego medio alto, agregar aceite y calentar.
2. Agregue el cordero, sal y pimienta, dore por todos lados y transfiera a un plato.
3. Agregue la cebolla a la olla y cocine por 2 minutos.
4. Agregue las zanahorias, el tomate, el ajo, el ghee, el palito, el vino, la sal, la pimienta, el romero y el tomillo, revuelva y cocine por un par de minutos.
5. Regrese el cordero a la olla, revuelva, reduzca el fuego a medio-bajo, tape y cocine por 4 horas.
6. Deseche las primaveras de romero, agregue más sal y pimienta, revuelva, divida en tazones y sirva.

¡Disfrutar!

Nutrición: calorías 700, grasa 43, fibra 6, carbohidratos 10, proteína 67

Deliciosa Cazuela De Cordero

¡Sirve este plato cetogénico un domingo!

Tiempo de preparación: 10 minutos.

Hora de cocinar: 1 hora y 40 minutos

Porciones: 2

Ingredientes:

- 2 dientes de ajo picados
- 1 cebolla morada picada
- 1 cucharada de aceite de oliva
- 1 rama de apio picado
- 10 onzas de filete de cordero, cortado en trozos medianos
- Sal y pimienta negra al gusto
- 1 y ¼ tazas de caldo de cordero
- 2 zanahorias picadas
- ½ cucharada de romero picado
- 1 puerro picado
- 1 cucharada de salsa de menta
- 1 cucharadita de stevia
- 1 cucharada de puré de tomate

- ½ coliflor, floretes separados
- ½ apio, picado
- 2 cucharadas de ghee

Direcciones:

1. Calienta una olla con el aceite a fuego medio, agrega el ajo, la cebolla y el apio, revuelve y cocina por 5 minutos.
2. Agregue los trozos de cordero, revuelva y cocine por 3 minutos.
3. Agrega la zanahoria, el puerro, el romero, el caldo, el puré de tomate, la salsa de menta y la stevia, revuelve, deja hervir, tapa y cocina por 1 hora y 30 minutos.
4. Calentar una olla con agua a fuego medio, agregar el apio, tapar y hervir a fuego lento durante 10 minutos.
5. Agrega los floretes de coliflor, cocina por 15 minutos, escurre todo y mezcla con sal, pimienta y ghee.
6. Triture con un machacador de papas y divida el puré entre platos.
7. Agregue el cordero y la mezcla de verduras encima y sirva.

¡Disfrutar!

Nutrición: calorías 324, grasa 4, fibra 5, carbohidratos 8, proteína 20

Cordero increíble

¡Este es un cordero keto cocido a fuego lento que seguro te encantará!

Tiempo de preparación: 10 minutos.

Tiempo de cocción: 8 horas.

Porciones: 6

Ingredientes:

- 2 libras de pierna de cordero
- Sal y pimienta negra al gusto
- 1 cucharada de extracto de arce
- 2 cucharadas de mostaza
- ¼ taza de aceite de oliva
- 4 tomillo primavera
- 6 hojas de menta
- 1 cucharadita de ajo picado
- Una pizca de romero seco

Direcciones:

1. Pon el aceite en tu olla de cocción lenta.

2. Agregue el cordero, la sal, la pimienta, el extracto de arce, la mostaza, el romero y el ajo, frote bien, tape y cocine a fuego lento durante 7 horas.
3. Agregue la menta y el tomillo y cocine por 1 hora más.
4. Deje que el cordero se enfríe un poco antes de cortarlo y servirlo con el jugo de la sartén encima.

¡Disfrutar!

Nutrición: calorías 400, grasa 34, fibra 1, carbohidratos 3, proteína 26

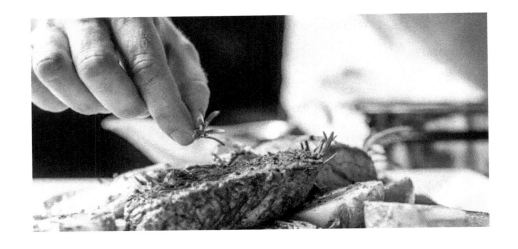

Chuletas de cordero lavanda

¡Es increíble y con mucho sabor! ¡Pruébelo lo antes posible!

Tiempo de preparación: 10 minutos.

Tiempo de cocción: 25 minutos.

Porciones: 4

Ingredientes:

- 2 cucharadas de romero picado
- 1 libra y media de chuletas de cordero
- Sal y pimienta negra al gusto
- 1 cucharada de lavanda picada
- 2 dientes de ajo picados
- 3 naranjas rojas, cortadas en mitades
- 2 pequeños trozos de piel de naranja
- Un chorrito de aceite de oliva
- 1 cucharadita de ghee

Direcciones:

1. En un bol, mezcla las chuletas de cordero con sal, pimienta, romero, lavanda, ajo y piel de naranja, revuelve para cubrir y deja reposar por un par de horas.

2. Engrasa la parrilla de tu cocina con ghee, calienta a fuego medio alto, coloca encima las chuletas de cordero, cocina por 3 minutos, voltea, exprime 1 mitad de naranja sobre ellas, cocina por 3 minutos más, voltéalas de nuevo, cocínalas por 2 minutos y exprime otra mitad naranja sobre ellos.

3. Coloque las chuletas de cordero en un plato y manténgalas calientes por ahora.

4. Agregue las mitades restantes de naranja en la parrilla precalentada, cocínelas por 3 minutos, déles la vuelta y cocine por otros 3 minutos.

5. Repartir las chuletas de cordero entre platos, añadir las mitades de naranja a un lado, rociarlas con un poco de aceite de oliva y servir.

¡Disfrutar!

Nutrición: calorías 250, grasa 5, fibra 1, carbohidratos 5, proteína 8

Chuletas de cordero en costra

¡Es fácil de hacer y sabrá muy bien!

Tiempo de preparación: 10 minutos.

Tiempo de cocción: 15 minutos.

Porciones: 4

Ingredientes:

- 2 costillas de cordero, cortadas en chuletas
- Sal y pimienta negra al gusto
- 3 cucharadas de pimentón
- ¾ taza de comino en polvo
- 1 cucharadita de chile en polvo

Direcciones:

1. En un bol, mezcle el pimentón con el comino, el chile, la sal y la pimienta y revuelva.
2. Agrega las chuletas de cordero y frótalas bien.
3. Calienta tu parrilla a temperatura media, agrega las chuletas de cordero, cocina por 5 minutos, voltea y cocina por 5 minutos más.
4. Darles la vuelta nuevamente, cocinar por 2 minutos y luego por 2 minutos más por el otro lado nuevamente.

¡Disfrutar!

Nutrición: calorías 200, grasa 5, fibra 2, carbohidratos 4, proteína 8

Aderezo De Cordero Y Naranja

¡Te encantará este plato!

Tiempo de preparación: 10 minutos.

Tiempo de cocción: 4 horas.

Porciones: 4

Ingredientes:

- 2 muslos de cordero
- Sal y pimienta negra al gusto
- 1 cabeza de ajo pelada
- 4 cucharadas de aceite de oliva
- Jugo de ½ limón
- Ralladura de ½ limón
- ½ cucharadita de orégano seco

Direcciones:

1. En su olla de cocción lenta, mezcle el cordero con sal y pimienta.
2. Agregue el ajo, cubra y cocine a temperatura alta durante 4 horas.

3. Mientras tanto, en un bol, mezcla el jugo de limón con la ralladura de limón, un poco de sal y pimienta, el aceite de oliva y el orégano y bate muy bien.

4. Destape su olla de cocción lenta, desmenuce la carne de cordero y deseche el hueso y divida entre platos.

5. Rocíe el aderezo de limón por todas partes y sirva.

¡Disfrutar!

Nutrición: calorías 160, grasa 7, fibra 3, carbohidratos 5, proteína 12

Riblets de cordero y sabroso pesto de menta

¡El pesto hace que este plato cetogénico sea realmente sorprendente y sabroso!

Tiempo de preparación: 1 hora.

Tiempo de cocción: 2 horas.

Porciones: 4

Ingredientes:

- 1 taza de perejil
- 1 taza de menta
- 1 cebolla amarilla pequeña, picada
- 1/3 taza de pistachos
- 1 cucharadita de ralladura de limón
- 5 cucharadas de aceite de aguacate
- Sal al gusto
- 2 libras de costillas de cordero
- ½ cebolla picada
- 5 dientes de ajo picados
- Jugo de 1 naranja

Direcciones:

1. En tu robot de cocina, mezcla el perejil con la menta, 1 cebolla pequeña, pistachos, ralladura de limón, sal y aceite de aguacate y licúa muy bien.
2. Frotar el cordero con esta mezcla, colocar en un bol, tapar y dejar en el frigorífico 1 hora.
3. Transfiera el cordero a una fuente para hornear, agregue ajo y ½ cebolla a la fuente, rocíe jugo de naranja y hornee en el horno a 250 grados F durante 2 horas.
4. Dividir en platos y servir.

¡Disfrutar!

Nutrición: calorías 200, grasa 4, fibra 1, carbohidratos 5, proteína 7

Cordero Con Hinojo E Higos

¡Tendrá un sabor divino!

Tiempo de preparación: 10 minutos.

Tiempo de cocción: 40 minutos.

Porciones: 4

Ingredientes:

- 12 onzas de costillas de cordero
- 2 bulbos de hinojo, en rodajas
- Sal y pimienta negra al gusto
- 2 cucharadas de aceite de oliva
- 4 higos, cortados en mitades
- 1/8 taza de vinagre de sidra de manzana
- 1 cucharada de viraje

Direcciones:

1. En un tazón, mezcle el hinojo con los higos, el vinagre, el vinagre y el aceite, mezcle para cubrir bien y transfiera a una fuente para hornear.

2. Sazone con sal y pimienta, introduzca en el horno a 400 grados F y hornee por 15 minutos.

3. Sazone el cordero con sal y pimienta, colóquelo en una sartén caliente a fuego medio alto y cocine por un par de minutos.
4. Agrega el cordero a la fuente para horno con el hinojo y los higos, introduce en el horno y hornea por 20 minutos más.
5. Divida todo entre platos y sirva.

¡Disfrutar!

Nutrición: calorías 230, grasa 3, fibra 3, carbohidratos 5, proteína 10

Ternera al horno y repollo

¡Todos deberían aprender a hacer este maravilloso plato!

Tiempo de preparación: 10 minutos.

Tiempo de cocción: 40 minutos.

Porciones: 4

Ingredientes:

- 17 onzas de ternera, cortada en cubos
- 1 repollo rallado
- Sal y pimienta negra al gusto
- 3.4 onzas de jamón, picado
- 1 cebolla amarilla pequeña, picada
- 2 dientes de ajo picados
- 1 cucharada de ghee
- ½ taza de parmesano rallado
- ½ taza de crema agria

Direcciones:

1. Calienta una olla con el ghee a fuego medio alto, agrega la cebolla, revuelve y cocina por 2 minutos.
2. Agregue el ajo, revuelva y cocine por 1 minuto más.

3. Agrega el jamón y la ternera, revuelve y cocina hasta que se doren un poco.

4. Agregue el repollo, revuelva y cocine hasta que se ablande y la carne esté tierna.

5. Agrega crema, sal, pimienta y queso, revuelve suavemente, introduce en el horno a 350 grados F y hornea por 20 minutos.

6. Dividir en platos y servir.

¡Disfrutar!

Nutrición: calorías 230, grasa 7, fibra 4, carbohidratos 6, proteína 29

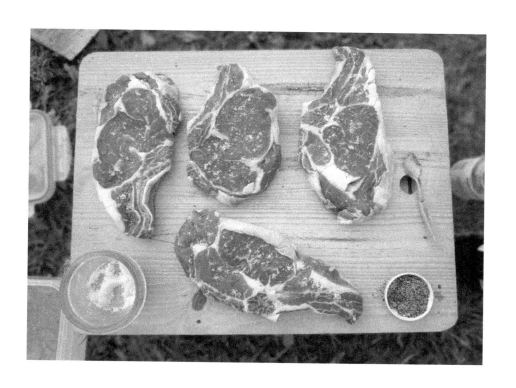

Delicioso bourguignon de ternera

Puede sonar un poco elegante, ¡pero es muy fácil de hacer!

Tiempo de preparación: 3 horas y 10 minutos

Hora de cocinar: 5 horas y 15 minutos

Porciones: 8

Ingredientes:

- 3 cucharadas de aceite de oliva
- 2 cucharadas de cebolla picada
- 1 cucharada de hojuelas de perejil
- 1 y ½ tazas de vino tinto
- 1 cucharadita de tomillo seco
- Sal y pimienta negra al gusto
- 1 hoja de laurel
- 1/3 taza de harina de almendras
- 4 libras de carne de res, en cubos
- 24 cebollas blancas pequeñas
- 8 rebanadas de tocino, picadas
- 2 dientes de ajo picados
- 1 libra de champiñones, picados

Direcciones:

1. En un bol mezclar el vino con aceite de oliva, cebolla picada, tomillo, perejil, sal, pimienta y laurel y batir bien.
2. Agregue los cubos de carne, revuelva y deje reposar por 3 horas.
3. Escurre la carne y reserva 1 taza de adobo.
4. Agregue harina sobre la carne y revuelva para cubrir.
5. Calienta una sartén a fuego medio alto, agrega el tocino, revuelve y cocina hasta que se dore un poco.
6. Agregue las cebollas, revuelva y cocine por 3 minutos más.
7. Agregue el ajo, revuelva, cocine por 1 minuto y transfiera todo a una olla de cocción lenta.
8. También agregue la carne a la olla de cocción lenta y revuelva.
9. Calentar la sartén con la grasa de tocino a fuego medio alto, agregar los champiñones y la cebolla blanca, remover y sofreír por un par de minutos.
10. Agregue estos a la olla de cocción lenta también, también agregue la marinada reservada, un poco de sal y pimienta, cubra y cocine a temperatura alta durante 5 horas.
11. Dividir en platos y servir.

¡Disfrutar!

Nutrición: calorías 435, grasa 16, fibra 1, carbohidratos 7, proteína 45

Conclusión

Este es realmente un libro de cocina que cambia la vida. Le muestra todo lo que necesita saber sobre la dieta cetogénica y lo ayuda a comenzar.

Ahora conoce algunas de las mejores y más populares recetas cetogénicas del mundo.

¡Tenemos algo para todos los gustos!

Entonces, ¡no lo dudes demasiado y comienza tu nueva vida como seguidor de la dieta cetogénica!

¡Ponga sus manos en esta colección especial de recetas y comience a cocinar de esta manera nueva, emocionante y saludable!

¡Diviértete mucho y disfruta de tu dieta cetogénica!